AF390614

Conserver la Préfecture

LES

OPUSCULES

DU

BONHOMME ROGER,

Ancien Typographe de Paris,

Auteur, Collaborateur, Éditeur de

PETITS LIVRES

populaires moraux, instructifs et amusants.

Principiis obsta.

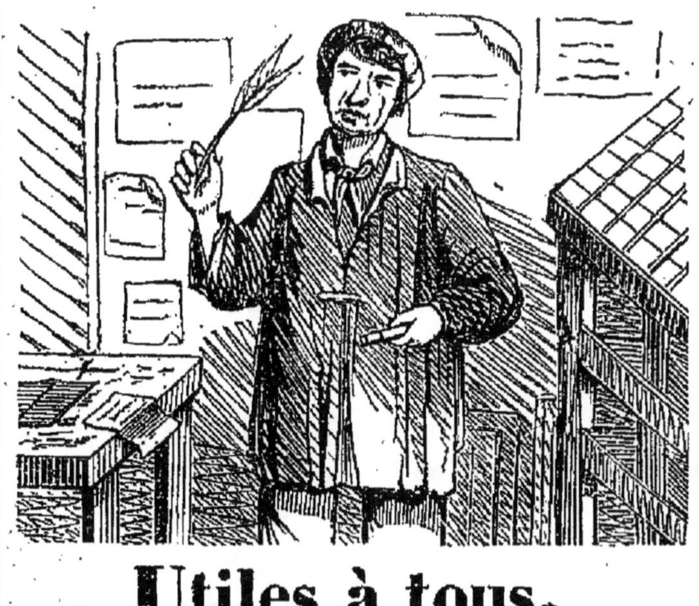

Utiles à tous.

CONSERV. DE LA SANTÉ. *Édit.-Publ., rue S.-Paul, 12.*

LE BONHOMME ROGER,

Ancien Typographe de Paris,

Auteur, Collaborateur, Éditeur, Colporteur, Publicateur
d'Opuscules populaires moraux, etc.

LE
CONSERVATEUR
DE LA SANTÉ,

INSTRUCTIONS HYGIÉNIQUES,

POUR

Préserver les deux Sexes des Maladies
qui affligent l'Espèce humaine;

SECOURS PROMPTS, FACILES, EFFICACES,

CONTRE

Quarante affections morbides les plus ordinaires,

MIS A LA PORTÉE DE TOUT LE MONDE.

PARIS.

Chez l'Éditeur-Publicateur, rue Saint Paul, 12.

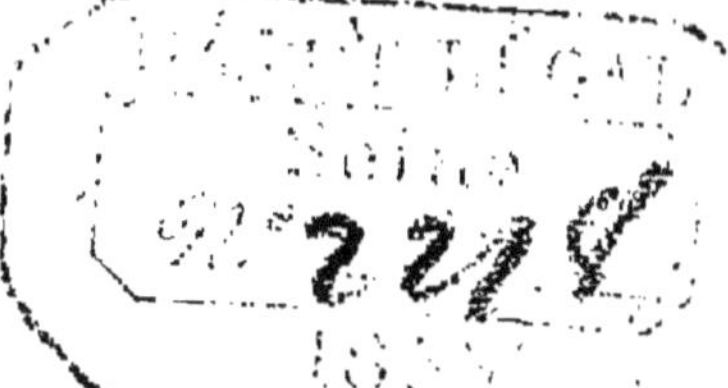

Пе 18
580

Le Dépôt est fait à la Direction générale de l'Imprimerie et de la Librairie ; toute contrefaçon ou reproduction sera poursuivie.

Seront réputés contrefaits tous exemplaires non revêtus de la signature suivante :

Conservateur de la Santé.

INSTRUCTIONS HYGIÉNIQUES

Propres à préserver les deux Sexes des Maladies qui affligent l'Humanité, Secours prompts et faciles contre 40 Affections les plus ordinaires, mis à la portée de tout le monde.

Il y a quatre genres principaux de maladies : celles produites par *vice de constitution ;* celles résultant d'*accidents fortuits ;* celles provenant d'*imprudence* ou encore d'*intempérance ;* et enfin celles *épidémiques* ou *contagieuses.*

Les maladies résultant d'un vice dans la constitution, ou celles dont on apporte le germe en naissant, sont plus difficiles et plus longues à guérir que les autres ; cependant il en est peu dont la Médecine ne puisse triompher, il n'en est pas dont elle ne sache suspendre les effets ou calmer les angoisses.

Les maladies incurables n'acquièrent pour la plupart du temps ce fâcheux caractère, que par suite de la négligence ou des excès de ceux qui en sont affligés.

En observant les prescriptions d'une sage

hygiène, on devient de soi le meilleur médecin. Nous allons indiquer les principales.

Pour bien se porter, on doit se lever matin, se coucher de bonne heure : le corps
souffre quand on fait du jour la nuit, *et
vice versà.*

Le travail est nécessaire : outre qu'il rend
chacun content de soi-même, il tient l'esprit
en repos, amortit les passions et procure un
exercice salutaire.

La propreté du corps est d'autant plus
essentielle, que c'est à sa négligence qu'il
faut attribuer bon nombre de maladies de
la peau, dont le manque de soin peut ren-
dre quelques-unes incurables.

L'usage immodéré des liqueurs fortes,
l'abus du vin, outre qu'ils réagissent sur le
moral au point de paralyser les plus belles
dispositions de l'esprit et les plus nobles
émanations de l'âme, éloigne de soi les pro-
tecteurs, ferme les meilleures portes; puis,
en déformant les traits, amène l'amaigrissement, cause infailliblement aussi les maladies des voies urinaires; et, lorsque arrive
une maladie sérieuse, les moyens curatifs
sont presque de nul effet sur des organes
déjà atrophiés par les spiritueux. De plus,
la paralysie se manifeste avant l'âge, les
yeux perdent leur clairvoyance, quelquefois
l'ouïe sa clarté et le tact sa délicatesse.

Il suffit, pour conserver sa santé, d'éviter
dans ses habitudes et ses mœurs tout ce qui
peut irriter les organes et surexciter l'esprit.

Les affections les plus communes sont en petit nombre, eu égard à toutes celles qui affligent l'Humanité.

Les maladies de la poitrine affectent de nos jours un très grand nombre de personnes. Elles proviennent pour la plupart du peu d'attention qu'apportent au début ceux chez lesquels ces maladies font irruption, ou ceux qui en naissant y étaient prédispsosés.

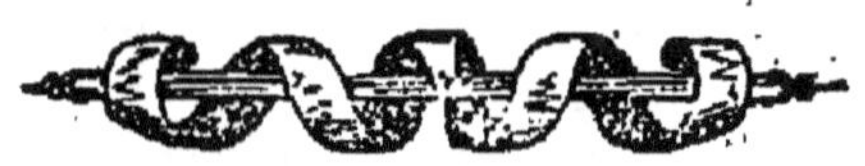

Nomenclature alphabétique des Accidents, Indispositions, Maladies, etc.

APPOPLEXIE. (*Coup de Sang.*) Une saignée abondante, réitérée, est le moyen le plus certain de sauver le Malade qui vient d'en être frappé. En attendant qu'elle puisse être pratiquée, il faut appliquer des sinapismes chauds aux mollets, frictionner le Malade, lui donner de l'air; et, si la tête est brûlante, l'entourer d'eau glacée, et lui faire respirer de l'acide acétique, ou à son défaut du vinaigre.

ASPHIXIE. L'Asphixie se produit par trois causes principales : *l'Immersion, la Strangulation, l'Absorbtion de l'oxigène de l'air atmosphérique par la combustion du charbon.* — Les noyés doivent être frictionnés, fumigés, puis mis dans des couvertures chaudes. On doit éviter de les mettre la tête en bas. Lorsque les vomissements se manifestent, il y a lieu de penser que le Malade est sauvé. — Si la strangulation est récente, pratiquer de vives et longues frictions, et surtout débarrasser le patient de tout lieu avant de recourir au Médecin ou à l'Autorité. — Les asphixiés par le charbon doivent être exposés à l'air, réchauffés par des frictions, jusqu'à ce que l'arrivée du Médecin permette la saignée, qui produit toujours un excellent effet lorsqu'il y a encore quelques signes de vie.

BLESSURES. La manière de les soigner dépend du lieu qu'elles affectent et de leur gravité. S'il y a à craindre l'hémorrhagie, il faudra, avant l'arrivée d'un Homme de l'Art, rapprocher les chairs, comprimer la partie lésée et laver les tours de la plaie avec de l'eau mêlée à un quinzième d'eau-de-vie. Le vulgaire a l'habitude de se servir d'eau salée ; on ne saurait trop recommander de ne pas employer ce procédé, douloureux dans son emploi et nuisible dans ses effets.

BORBORYGMES. (*Bruit d'entrailles.*) Les Borborygmes sont plutôt des incommodités que des maladies. Ils affectent plus particulièrement les jeunes Femmes, et sont causés par l'habitude de trop serrer leur corset ; il est donc facile de les éviter : un demi-verre d'eau sucrée les fait disparaître immédiatement.

BRONCHITE. (*Mal de gorge.*) Cette maladie est due à une inflammation des voies respiratoires. Négligée, elle peut se transformer en *Esquinancie.* Elle est le résultat d'une révulsion du sang vers les premières voies. Les bronches s'enflamment, les amygdales se gonflent, la tête devient lourde, le Malade a peine à avaler les liquides qu'on lui présente et même sa salive. — Il faut faire usage de lavements, appliquer des sinapismes aux pieds et des sangsues à l'anus en assez bon nombre. Sous l'influence de ces moyens combinés, l'inflammation diminue, lentement pour la plupart du temps, l'affection finit par disparaître. Un léger purgatif, quand tous les symptômes ont disparu, achève la guérison. Il est peu de cas de *maux de gorge* pour lesquels les gargarismes soient d'un bon emploi.

BRULURES. Appliquer sur la partie brûlée un linge trempé dans un mélange d'huile d'olives quatre parties, extrait de Saturne une partie. Ne pas faire usage d'encre, de râpure de pommes de terre. En attendant le remède indiqué, couvrir d'huile la brûlure, et ne pas percer l'épiderme tuméfié.

COLIQUES (même celle dite des *Peintres*, due à l'absorbtion délétère du plomb). Elles doivent être traitées en connaissance de la cause qui les produit. Le vulgaire est dans l'usage d'administrer soit de l'huile, soit de la liqueur d'anis, ou tel autre spiritueux analogue ; c'est à tort : il suffit, jusqu'à ce que la Science ait prononcé, d'administrer quelques lavements, de tenir le Malade chaudement, et d'appliquer des cataplasmes de farine de graine de lin sur le point douloureux. Dans les cas les plus ordinaires, la colique cesse par l'emploi des moyens qui viennent d'être indiqués.

CLOUS. (*Abcès. Maux d'aventure.*) Les clous se manifestent par une inflammation de la peau. Une partie de la chair rubéfiée devient dure au toucher, et se décompose sous l'application de cataplasmes et de bains émollients : les résolutifs ou dissolvants sont sans effet. Quelques personnes, pour hâter ce qu'elles dénomment *la maturité* de l'abcès, appliquent sur la partie endolorie un emplâtre de poix noire : ce moyen à l'inconvénient d'augmenter la douleur. Une légère incision pratiquée à temps est le procédé le plus utilement employé ; elle prévient surtout les *Panaris*.

CONSTIPATION. Cette affection, qui cause d'ordinaire de violents maux de tête, casse par l'usage de boissons raffraîchissantes, prises à chaud, de lavements préparés avec une légère décoction de graine de lin miellée, et l'introduction dans l'anus de suppositoires de savon blanc.

COUPS. S'il n'y a ni fracture, ni plaie, l'application de sangsues est le meilleur moyen à employer ; après leur chute, recouvrir la partie froissée d'épais cataplasmes de farine de graine de lin. A la suite de blessures graves ou de coups violents, observer la diète et prendre pour boisson une infusion de plantes vulnéraires.

COURBATURE. On dénomme ainsi un malaise général, qui s'annonce par la prostration des forces et une pesanteur de tous les membres. Quand cette affection n'est produite que par la fatigue ou quelques excès, qu'enfin elle n'est pas le précurseur d'une maladie plus grave, on y remédie par la diète, le repos et un bain chaud.

CROUP. Cette maladie est l'une des plus cruelles de l'Enfance ; elle s'annonce par une toux accompagnée d'une fièvre chaude ; la respiration est gênée. Souvent la Mère de famille la confond avec la *Coqueluche* ; mais ses progrès sont tellement prompts et ses effets si funestes, qu'avant tout secours éclairé il faut mettre sur les coude-pieds de l'enfant des sinapismes de farine de moutarde, et lui appliquer au cou un nombre de sangsues en rapport avec son âge.

DARTRES FARINEUSES et ROUGEURS A LA PEAU. Frictionner légèrement la peau avec un morceau de panne de porc. Boire de la tisane de houblon : cette onction est efficace pour faire cesser les demangeaisons les plus insupportables.

DIARRHÉE. C'est la maladie des incontinents, ou de ceux qui ne se nourrissent que d'aliments trop crûs pour leur estomac : elle n'est que la suite d'une faiblesse de cet organe. Pour y remédier, il faut observer une diète sévère pendant quelques jours ; en outre, faire usage de lavements faits avec une décoction de pavots, et une cuillerée à café d'amidon dans chaque remède. Pour nourriture, du bouillon gras léger et de la viande rôtie.

DOULEURS RHUMATISMALES. Pratiquer des frictions avec un morceau de flanelle chauffée, imbibée d'huile camphrée ; appliquer après la friction un cataplasme de farine de lin, avec un quart de farine de moutarde.

ÉPILEPSIE. (*Tomber du Haut-Mal.*) Il faut se garder de dompter le Malade, on doit veiller seulement à ce qu'il ne se blesse pas pendant la durée de ses accès. On guérit cette maladie par l'emploi des calmants, et celui qui en est atteint doit éviter soigneusement l'usage de toute espèce de spiritueux.

FIÈVRES. Le nombre des Fièvres caractérisées est tel qu'il ne peut en être question ici que pour mémoire. Le moyen de les faire cesser tient à l'appréciation de la cause qui les produit : or, il n'appartient qu'aux Hommes de l'Art de la déterminer. On ne saurait trop prémunir les Malades atteints de Fièvres intermittentes, c'est à-dire celles qui se manifestent à jours fixes, contre ces *guérisseurs* sans diplôme, qui préconisent des moyens curatifs dont l'insuccès démontre, quelquefois trop tardivement, le dangereux emploi.

GLANDES. Les Glandes sont le plus souvent des affections de l'Enfance. L'usage de la tisane de houblon et l'emploi de légères purgations à de longs intervalles parviennent à les faire disparaître. On doit surtout éviter le séjour des lieux humides, à peine de voir sans effet la médication la plus rationnelle et les soins les plus incessants.

GOUTTE. Cette maladie, qui ne sévit que sur des sujets d'un certain âge, se manifeste par des picotements aux articulations des pieds ou des mains. Les Goutteux doivent observer la plus grande tempérance, puis appliquer des sangsues sur les parties endolories, et prendre des bains locaux, formés de décoction de poudre d'écorce de chêne dans de l'eau de chaux. En s'y prenant à temps on évite que les nerfs, en s'ossifiant, ne déforment les parties affectées.

HÉMORRHOÏDES. Faire usage de bains locaux. Application de sangsues. Légères frictions avec le beurre de cacao. Régime rafraîchissant.

HYDROPHOBIE. (*Rage.*) Les personnes mordues par un animal atteint ou soupçonné de rage doivent immédiatement laver la plaie avec de l'eau-de-vie camphrée ou salée, jusqu'à l'arrivée d'un Médecin. La cautérisation est le moyen le plus infaillible. Si l'animal n'est que soupçonné de la rage, il est utile de le garder à vue pour s'assurer, avant de le tuer, si réellement il était atteint d'hydrophobie. — On sait que l'horreur de l'eau est le symptôme le plus caractéristique. Ce dont il faut se garder, c'est surtout de l'emploi de remèdes empyriques que prônent de dangereux charlatans qui, faisant négliger les moyens indiqués par la Science, laissent faire à la maladie de rapides progrès et des ravages irrémédiables. — (A ce sujet, on ne saurait trop recommander à l'attention de tous les sages et utiles Instructions que, dans sa sollicitude, l'Autorité fait publier par la voix des affiches et des journaux.)

INCONTINENCE D'URINE. Cette maladie afflige plus particulièrement les personnes d'un âge mûr. On parvient à en triompher par l'usage continu, mais modéré, de décoction de bourgeons de sapin, joint à celui de pilules de térébenthine cuite. On doit éviter la bierre, et ne boire que modérément et seulement à l'heure des repas.

INSOMNIE. Si l'Insomnie n'est pas l'effet de la douleur, on ne parvient à la vaincre qu'en se levant matin, en prenant de l'exercice, en évitant les repas du soir, surtout s'ils sont opimes. On ne doit pas provoquer le sommeil par l'usage des somnifères ou narcotiques, ou par des lectures de nuit qui ne peuvent qu'exciter la sensibilité nerveuse. Des bains chauds sont efficaces pris vers le soir et à l'heure qu'ils ne peuvent plus interrompre les fonctions digestives.

IRRITATIONS NERVEUSES. Prendre dans la journée de quatre à six cuillerées d'eau camphrée, quelques tasses de tisane de racine de valériane. La promenade, un exercice modéré sont nécessaires. Pour faire usage d'éther ou de sirop d'opium, on doit auparavant prendre l'avis du Médecin.

LEUCORRHÉE. (*Flueurs Blanches.*) Lotions avec une infusion de roses de Provins. Injection avec de l'eau dans laquelle on fera dissoudre 25 centigrammes d'alun par injection. Prendre à l'intérieur de l'eau ferrée.

MAUX DE DENTS. Tous les spécifiques, si vantés qu'ils soient, sont de nul effet quand il y a carie. Si les dents sont saines, l'application de sangsues sur la gencive produit un bon et salutaire effet.

MAUX D'ESTOMAC. Manger peu et souvent, faire usage de magnésie calcinée, mêlée à la poudre de quinquina. De temps en temps, prendre quelques grains d'aloës.

MIGRAINE. On réussit à merveille à calmer les maux de tête en appliquant, sur le front, des compresses d'eau sédative, et on les prévient, quand ils sont périodiques, par une légère purgation.

OPHTALMIE. (*Inflammation des paupières.*) Bassiner les yeux avec de l'eau pure, dans laquelle on aura fait dissoudre 40 centigrammes de sulfate de zinc par verre. Si la rougeur persiste, oindre les paupières, tous les soirs, de pommade de Régent.

PALPITATIONS. Un régime sévère, l'usage d'une infusion légère de tilleul ou de feuilles d'oranger, calment cette affection. Les personnes qui en sont atteintes doivent éviter les travaux pénibles, les exercices fatigants, les courses précipitées, et en général tout ce qui peut occasionner des surexcitations ou des émotions profondes. On fait usage avec succès, lors de palpitations trop vives, de quelques gouttes de liqueur d'Hoffmann, prises sur un morceau de sucre : il ne faut pas faire abus de l'emploi de ce moyen.

PHTHYSIE. (*Pulmonie.*) La manifestation de cette maladie a lieu par une toux opiniâtre, accompagnée d'une expectoration abondante et glaireuse ; les yeux se cavent, l'appétit diminue ; les forces s'affaiblissent, l'amaigrissement des membres va croissant d'autant plus vite que le Malade est plus âgé. — Au début, il faut s'interdire l'usage de tout excitant, prendre du laitage, des boissons gommées ; et, dût la toux s'arrêter, il ne faut pas discontinuer le régime, six mois, un an s'il est nécessaire, jusqu'à ce qu'enfin l'appétit soit revenu et les forces rétablies ; encore convient-il de voir son ennemi à côté de soi et de le combattre sans cesse, et toujours à force de régime et de sobriété en toute chose.

RÉTENTION D'URINE. Tisane de racines d'asperges et de fraisier, avec 12 centigrammes de sel de nitre par litre. Point de vin pur, encore moins de café ou de liqueurs.

RHUMES. L'usage de tisanes adoucissantes et gommées, ainsi que de légers sudorifiques, calment la toux. Si la fièvre se manifeste, le Malade doit se garantir de l'air froid, observer la diète, et ne composer sa nourriture que de laitages. Une pilule de cynaglosse, prise le soir, procure un sommeil doux et réparateur. On recommande avec succès l'usage d'un vésicatoire volant, appliqué sur la poitrine, quand la toux est opiniâtre.

SURDITÉ. Quand cette maladie n'est pas l'effet du grand âge, ou n'afflige pas l'homme à sa naissance (car alors elle produit le *mutisme*), il est possible d'y remédier. L'application de sangsues derrière les oreilles, d'un séton au cou l'atténuent, s'ils ne la font pas disparaître. Les injections, ou l'introduction dans les organes de l'ouïe d'huiles ou de baumes sont d'un emploi plus dangereux qu'utile.

TŒNIA. (*Ver Solitaire.*) On en obtient la guérison en prenant une décoction de 70 grammes d'écorse de racine de grenadier, bouillie dans un litre d'eau réduit à moitié. Le lendemain, se purger avec 60 grammes d'huile de ricin.

VAPEURS. Cet accident se manifeste plus particulièrement chez les Femmes d'une constitution délicate. Il s'annonce par des bâillements fréquents et des douleurs nerveuses. La promenade au grand air ou un exercice modéré les font disparaître. On parvient également à les calmer en administrant quelques verres d'eau sucrée, aromatisée avec l'eau de fleur d'oranger.

VARICES. Les veines variculeuses doivent, autant que possible, être comprimées par des bas élastiques. Les personnes qui on sont affligées doivent éviter de longues courses, et surtout ne pas placer leurs jarretières au jarret. On doit se garder de toutes frictions et de tout ce qui peut occasionner la rupture des vaisseaux sanguins.

VARIOLE. (*Petite Vérole.*) Malgré la sollicitude incessante de l'Autorité, cette maladie existe encore. Elle sévit avec d'autant plus de rigueur que les personnes chez lesquelles elle se déclare sont plus âgées. Son envahissement s'annonce par une fièvre ardente, des maux de tête, des nausées, et un affaissement général. Le Malade est absorbé, tout le gêne, jusqu'au drapqui le recouvre, et cela jusqu'à ce qu'une éruption ou des rougeurs se manifestent. En attendant l'arrivée du Docteur, il faut, comme pour la *Rougeole*, faire prendre au souffrant une tisane de bourrache, d'hysope ou de fleurs de mauve ; le tenir chaudement, et veiller à ce qu'il ne se produise pas autour de lui aucun bruit importun.

VERS. Cette maladie de l'Enfance s'annonce par la clarté remaquable des yeux ; les Enfants se frottent le nez, éprouvent des coliques. On y remédie en administrant quelques cuillerées d'huile de ricin, ou encore de 4 à 6 centi-grammes de calomélas. On ne saurait trop s'élever contre la dangereuse habitude qu'ont certaines personnes de mettre aux Enfants des colliers de gousses d'ail.

VOMISSEMENTS. (*Nausées.*) Lorsque les besoins de vomir se manifestent chez les jeunes Femmes, ils sont un signe caractéristique de la grossesse. L'usage d'infusion de plantes amères et d'eau gazeuse est racommandé. Quand les nausées sont dues à d'autres causes et qu'elles persistent, elles dénotent l'irruption due qelque maladie, et alors il est utile d'interroger à cet égard un Médecin.

Guillaume Luce.

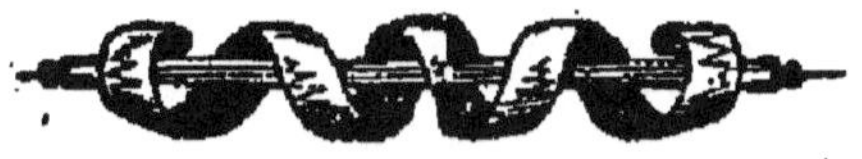

En publiant les préceptes d'hygiène qui précèdent, suivis d'avis médicaux pour les cas les plus ordinaires, nous n'avons pas prétendu éditer un Opuscule qui diminuât en rien l'importance des Hommes qui professent l'Art de guérir : réformer quelques erreurs accréditées; renseigner à peu de frais les personnes que l'éloignement empêche de recourir immédiatement aux lumières des Gens de l'Art; faire justice, dans l'intérêt de tous, des remèdes secrets, de prétendues panacées universelles; mettre en garde chacun contre les dangereuses promesses de cupides charlatans; en un mot être utile à l'Humanité : tel est le but de cette Publication, et le vœu le plus ardent que puisse former

LE BONHOMME ROGER.

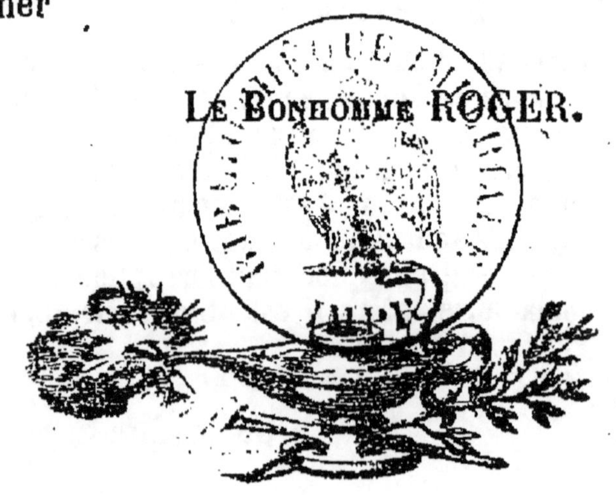

Typogr. BEAULÉ et Cᵉ, rue Jacques de Brosse, Nᵒ 10, près la Caserne Napoléon, à Paris.

AINSI L'ORDONNE LE TRÈS-HAUT.

DÈS QU'ON REÇOIT LA VIE IL FAUT QUE L'ON CHEMINE,

CELUI QUI MARCHE DROIT, L'ASSISTANCE DIVINE

LE BONHOMME ROGER,

Par monts et vaux, chemins et voies,

COLPORTEUR, PUBLICATEUR
d'Opuscules populaires moraux, etc.

Air : *Charmante Gabrielle*, etc.

Pénible est la vieillesse
Du bonhomme ROGER !
Longtemps dans sa jeunesse
Il n'eut à déloger :
Comme oiseau de passage,
Cruel destin !
Il est, courbé sous l'âge,
Vieux, par chemin.

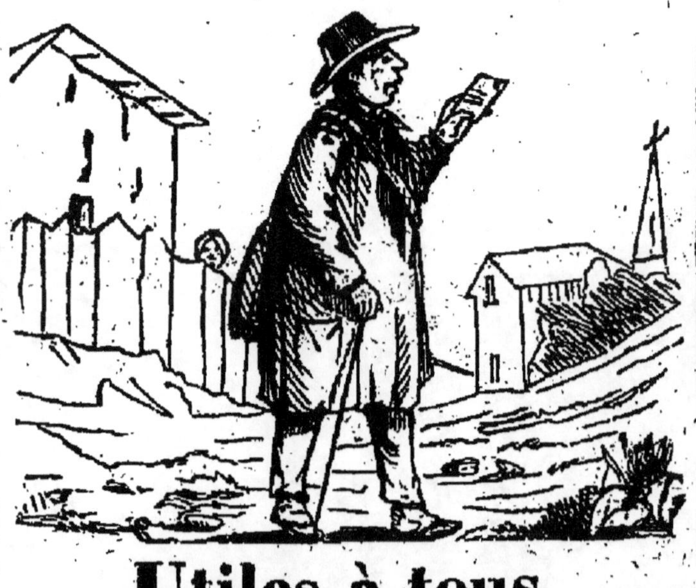

Utiles à tous.

LE SOUTIENT SANS FAIRE DÉFAUT.

CONSERV. etc. Typ. Beaulé et Ce, rue J. de Brosse, 10.

www.ingramcontent.com/pod-product-compliance
Lightning Source LLC
LaVergne TN
LVHW020849200726
843508LV00003B/1108